QUELQUES MOTS

SUR

L'ART DENTAIRE.

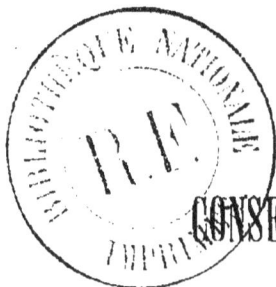

CONSEILS PRATIQUES AUX DAMES

SUR LES

DENTS DE PREMIÈRE ET DEUXIÈME DENTITION,

LEURS SOINS ET LEUR CONSERVATION,

Par **A. STENER**,

Dentiste du Lycée et du Petit Séminaire de Grenoble,

2, rue Saint-Jacques, 2.

GRENOBLE,

TYPOGRAPHIE ET LITHOGRAPHIE MAISONVILLE ET FILS,

Rue du Quai, 8.

—

1874.

Le cabinet est fermé les dimanches et fêtes.

MESDAMES,

C'est pour vous spécialement que je fais rééditer la petite brochure que j'ai fait paraître en 1867. Si je l'augmente, c'est que, depuis cette époque notre art ayant fait de grands progrès, je tiens à donner de l'extension à la 1re partie : *Des dents de première dentition,* que je dédie aux jeunes mères, puisque naturellement c'est à elles surtout qu'incombe le devoir de soigner leurs enfants.

Presque en naissant, l'enfant a besoin du secours de notre art. Je chercherai donc à vous faire bien comprendre ce que la pratique et l'expérience m'ont appris, ce que l'étude de mes devanciers m'a fait connaître. Je n'emploierai aucune expression savante et je m'efforcerai d'être toujours aussi clair que possible. Cependant, si parfois je suis un peu long, si des répétitions difficiles à éviter se trouvent sous ma plume, votre indulgence, Mesdames, me les pardonnera sans peine quand vous saurez que les passages entachés de ce défaut sont les plus importants et ceux qui méritent le plus votre sérieuse attention. D'ailleurs, je m'empresse d'ajouter que je n'ambitionne nullement le titre d'auteur, et que, m'occupant plutôt du fond que de la forme, mon seul but, en écrivant ce petit opuscule, est d'être utile à vous, Mesdames, et à vos charmants bébés.

La seconde partie traitera des dents de deuxième dentition. Vous la relirez souvent et avec toute l'attention qu'elle mérite, et si à 18 ans votre enfant est mal denté, ce sera le fait de votre coupable indifférence.

Un auteur a dit qu'il n'y avait pas de beauté sans physionomie ; il aurait dû ajouter : *Et sans belles dents.* En effet, voyez une jolie personne ayant les dents noires ou cariées, on dira d'elle : *Elle est jolie, mais elle a de vilaines dents !* Au contraire, voyez une personne d'une physionomie passable, laide même, mais avec des dents blanches et bien plantées, vous entendrez dire : *Elle n'est pas jolie, mais elle a de si belles dents !* Cette restriction, dans l'un et l'autre cas, prouve jusqu'à l'évidence que les dents sont le complément indispensable de la beauté.

Il dépend de vous, Mesdames, que vos enfants aient tous de jolies dents : lisez-moi avec attention, mettez en pratique les conseils que je vous donne et vous vous assurerez de leur efficacité.

Trop heureux si j'ai pu arriver à vous convaincre,

Agréez, Mesdames, mes salutations,

A. STENER.

PREMIÈRE DENTITION.

L'enfant porte en naissant les germes de ses cinquante-deux dents, dont vingt sont provisoires et trente-deux définitives; avant qu'une seule ait poussé, il y a déjà beaucoup à craindre et beaucoup à soigner.

Si vous êtes obligées de mettre votre enfant en nourrice, choisissez de préférence une personne ayant des dents saines et propres, les gencives fermes et rosées, car la personne qui a de mauvaises dents mange difficilement, digère mal et tombe infailliblement malade; or, une nourrice ne doit pas être malade.

Lorsque l'enfant veut avoir ses premières dents, c'est-à-dire les deux incisives centrales du bas, généralement la bouche devient chaude, la salivation augmente, la gencive est tendue et brillante, et souvent ces symptômes sont accompagnés de fièvre, de convulsions, de diarrhée, etc...... Souvent l'enfant souffre une première et une deuxième fois avec un intervalle de 8 à 10 jours; il est présumable que la première c'est à la sortie de la dent de l'alvéole, et la seconde lorsque la dent veut percer la gencive.

Pour guérir, ou au moins atténuer les douleurs,

nous recommandons de ne jamais donner aux bébés
aucun jouet soit en os , soit en bois ou en verre ; la
gencive mise en contact répété avec ces corps se durcit ;
il se forme sur elle un calus, une ampoule, qui naturellement gêne le mécanisme de l'éruption ; il faut, au lieu
de cela, employer un morceau de racine de guimauve
bouillie sur laquelle vous aurez soin de mettre légère-
ment du miel, de préférence du miel rosat , et si les
douleurs ou les convulsions continuaient par trop , il
ne faudrait pas craindre d'enlever un lambeau de gencive jusqu'à la dent qui veut percer ou plutôt jusqu'aux
dents, car presque toujours elles poussent ensemble
et parallèlement (1).

Cette opération est très-sérieuse , et nous la recommandons particulièrement, nos devanciers et la pratique
nous en ayant fait reconnaître les effets réellement
surprenants.

Vous vous rappelez ou vous avez entendu parler des
douleurs souvent atroces que l'on ressent lorsque les
dents de sagesse veulent sortir; nous sommes certain
que l'enfant éprouve à peu près les mêmes douleurs
pour percer ses premières dents ; eh bien ! pour les
dents de sagesse , nous employons le bistouri avec
beaucoup de succès.

Ce que nous disons des premières dents du bas
s'applique à toutes les dents de première dentition ,
avec cette différence que les canines font généralement

---

(1) La première trace de cette opération se trouve indiquée
dans une brochure de B. Martin, dentiste en 1679.

plus souffrir que les autres, probablement parce qu'elles poussent entre deux dents déjà poussées et qu'elles ont de la peine à se caser.

De six à neuf mois, les deux incisives du bas apparaissent, leur éruption se fait assez vivement, en cinq ou six jours; puis, vers le onzième mois, les deux grandes incisives du haut, etc...... Lorsque les quatre incisives supérieures et les quatre incisives inférieures sont sorties, on peut déjà être tranquille, car les convulsions diminuent.

Voici un tableau qui fera connaître la marche de la sortie des dents de première dentition :

Les deux grandes incisives inférieures...............	du 6e au 9e mois.
Les deux grandes incisives supérieures	du 9e au 11e —
Les quatre incisives latérales (ou petites incisives)......	du 9e au 16e —
Les quatre canines..........	du 13e au 23e —
Les quatre premières molaires.	du 20e au 31e —
Les quatre deuxièmes molaires.	du 27e au 40e —

Il ne faut pourtant pas prendre ce tableau comme parfaitement exact. Mon fils, à 3 mois, avait ses deux incisives du bas poussées, et d'autres enfants à 10 et 11 mois n'ont aucune dent; dans l'un comme dans l'autre cas, ce ne sont que des exceptions. En vous donnant ce tableau, je vous dis simplement que plus l'enfant sera dans les limites données, plus il a chance que ses dents arrivent à bien.

Nous avons recommandé l'incision des gencives pour

la sortie des dents ; il faut (pardon, je répète), lorsque
c'est réellement la dent qui ne peut sortir, pour une
cause ou pour une autre, enlever complètement le
lambeau de gencive tout autour et jusqu'aux dents ;
mais, dans bien des cas, même pour une simple
inflammation des gencives, il suffit de quelques légères
incisions faites avec une lancette très-fine et bien
aiguisée pour arriver à un mieux sensible. Pourtant,
ce traitement, excellent dans la généralité des cas, peut
avoir des résultats fâcheux pour les enfants de tempérament lymphatique, scrofuleux, pour les enfants
élevés dans un lieu malsain, comme dans certaines
fermes de notre pays où les immondices, les fumiers
sont placés à la porte comme des sentinelles indis-
pensables, dans les intérieurs de quelques familles
ouvrières qui sont forcées, par le prix excessif des
loyers, de n'avoir qu'une seule chambre qui sert tout à
la fois de cuisine, de cabinet de travail et de chambre
à coucher ; dans ces cas, il peut arriver que les parties
s'ulcèrent, et « quelquefois, dans ces conditions
« vicieuses, une hémorragie peut amener la mort (1). »

Ce que je vous dis, Mesdames, sont des faits mal-
heureusement trop vrais ; cette opération, sur laquelle
je m'étends peut-être un peu longuement, n'a pas
toutes vos sympathies : — Mon Dieu ! faire souffrir mon
enfant, jamais je ne m'y résoudrai ! Détrompez-vous
bien, cette petite opération n'a rien de dangereux par
elle-même ; les tissus des gencives, malgré le durillon,

---

(1) Hunter, *Histoire naturelle des dents et de leurs maladies.*

sont si minces, si fins, votre docteur est si adroit, que s'il juge convenable de faire ce que je viens de vous dire, il le fera en une seconde, et vous verrez votre charmant enfant redevenir frais et rose à être comblé de caresses.

Je suppose les dents complètement poussées, il faut les entretenir pour qu'elles puissent partir plus facilement qu'elles ne sont venues.

Comme votre enfant marche bien, vous pouvez me le présenter, et je serais enchanté de faire sa connaissance ; nous examinerons sa petite bouche et nous vous dirons ce qu'il faut faire.

Les dents de première dentition réclament les mêmes soins que celles de deuxième. Elles se composent les unes et les autres de :

1° Une partie d'émail ;

2° Une partie de dentine (très-improprement nommée os) ;

3° Le nerf dentaire ou pulpe.

Ce que je vais dire sur ces trois points se rapportant exactement aux dents de deuxième dentition, je ne le répéterai pas.

1° L'émail est la couche extérieure de la dent ; elle offre à la vue un brillant se rapprochant de la nacre et teinté depuis le blanc-lait jusqu'au jaune foncé ; l'épaisseur varie suivant l'âge et le tempérament. Dans une constitution saine, robuste, l'émail a près d'un millimètre sur les grosses molaires, et la teinte est généralement foncée ; les dents dont l'émail est blanc-lait, blanc-bleu ou blanc d'ivoire, sont fort belles à la

vue, mais comme durée elles laissent beaucoup à
désirer;

2° La dentine est le corps même de la dent et forme
la couronne et les racines. Cette partie de la dent
demande beaucoup de soins, car à la moindre altéra-
tion elle met à découvert le nerf dentaire ou pulpe, si
sensible, qu'au moindre choc, au faible contact de la
chaleur ou du froid, nous éprouvons ces souffrances si
atroces connues sous le nom de *mal de dents.*

Les dents de première dentition demandent, ai-je
dit, les mêmes soins que celles de deuxième; évidemment, étant établies sur le même plan et subissant les
mêmes influences, elles doivent s'excorier, s'abîmer
même plus facilement, car elles ne tardent pas à être
rongées par la deuxième dentition, qui mettra à nu le
nerf dentaire. (Voir le chapitre des soins de la
bouche.)

Dans les limites indiquées au deuxième tableau (1),
si une dent de première dentition ne tombe pas toute
seule, si la résorption de la racine n'est pas complète
ou même n'est pas commencée, et si la deuxième dent
se déjette, il ne faut pas craindre de faire enlever
l'obstacle qui arrête la dent définitive; du reste, dès
que l'enfant a atteint six ou sept ans, il ne faut pas
négliger de faire voir la bouche à un dentiste sérieux,
qui aura à juger de la précocité plus ou moins grande
de l'enfant et de l'urgence de faire l'extraction.

---

(1) Page 12.

L'enfant demande jusqu'à 12 ou 13 ans des soins sérieux ; il faut presque tous les trois mois le voir; tant mieux s'il n'a besoin de rien, mais évidemment la plus grande partie de la jeunesse est mal dentée par le manque de soins donnés aux dents de première dentition.

DEUXIÈME DENTITION.

Voici un tableau indiquant la sortie des dents de deuxième dentition :

Les deux incisives centrales du bas	de 6 à 8 ans.
Les quatre premières grosses molaires................	de 6 à 8 —
Les deux incisives centrales supérieures	de 7 à 9 —
Les quatre petites incisives latérales	de 8 à 10 —
Les quatre premières petites molaires	de 9 à 11 —
Les quatre canines...........	de 10 à 12 —
Les quatre deuxièmes petites molaires	de 11 à 13 —
Les quatre deuxièmes grosses molaires	de 12 à 14 —

Plus, de 18 à 32 ans, et quelquefois plus tard, les quatre dents dites de sagesse. (Il y a des exemples où ces dents n'ont poussé qu'à 60 ans.)

La deuxième dentition se compose donc de 32 dents.

Que ce soit la faute des parents ou pour toute autre raison, il arrive fréquemment que les dents sont mal rangées : les unes poussent en dehors, les autres poussent en dedans, celles-ci sont tournées à droite, celles-là à gauche ; d'autres fois la bouche affecte la forme dite *menton de galoche*. Ne vous effrayez pas, Mesdames : un dentiste habile redressera facilement les dents de votre enfant, et cela sans douleur, grâce à de légers appareils que nous nommons des *plans inclinés*. En trois semaines, un mois au plus, ces appareils rétablissent l'harmonie des dents, font disparaître complètement la forme du menton de galoche ; c'est l'affaire du praticien.

Ces appareils servent rarement pour les dents du bas ; car, en parlant, la langue les butte à chaque instant, cette pression seule suffit généralement pour les redresser. En Angleterre, c'est le contraire ; car le *th* (qui se prononce zeem) qui se rencontre si souvent dans cette langue, force les dents du haut à se redresser et à s'avancer.

Ce qui arrive encore souvent, c'est que les mâchoires étant trop petites pour contenir toutes les dents, elles sont obligées de chevaucher ; l'extraction d'une canine, généralement, permet aux autres dents de reprendre leur place.

DES SOINS DE LA BOUCHE.

L'émail est excessivement dur ; par cette raison, un choc à faux fait enlever un léger éclat. Adieu la dent, si l'on n'y remédie pas, car dans l'anfractuosité il va se déposer des muquosités, des aliments qui, en se décomposant, se corrompent, altèrent la dentine ; elle se décompose plus ou moins vite, mais elle augmente toujours, elle arrive presque à la pulpe, qui se trouve directement au milieu de la dent avec des ramifications à chaque racine. La pulpe commence à ressentir un peu le chaud, le froid ; de là des douleurs sourdes et nullement locales, pouvant embrasser toute la bouche, toute la figure ou seulement tout un côté, *tirant les yeux*, d'où provient probablement le dicton de *dents de l'œil;* puis, un beau jour, la carie, augmentant, atteint la pulpe ; alors plus de tranquillité.

Je défie le gourmand le plus gourmet de la terre de goûter au moindre................, de trouver passable ce qu'il trouvait délicieux il y a une minute, car cet atroce mal a cela de particulier qu'il arrive comme un coup de foudre, qu'il anéantit les caractères les mieux trempés; on court chez le dentiste, qui devient un dieu ou un diable, suivant le tempérament du client. — Otez-moi ma dent ! guérissez-moi ma dent ! Faites ceci ! Faites cela ! De grâce, laissez-moi respirer, et puisque vous souffrez tant, guérissons, si la dent en vaut la peine, c'est-à-dire si elle n'est pas extrêmement cariée, si elle sert à la mastication ou à la prononciation; mais extirpons, arrachons, si cela peut nuire à la bouche.

Si l'éclat de l'émail est petit et ne forme qu'une légère carie, un léger coup de lime arrondira l'arête vive et empêchera le dépôt des aliments ; il se reforme même sur les dents de devant une légère couche d'émail.

Si vous ne vous en apercevez que lorsqu'il y a une assez forte cavité, vite faites-la boucher sérieusement, de préférence avec de l'or; l'aurification a cela de préférable qu'elle ne s'oxyde pas, et qu'une petite carrie n'augmente jamais.

Si la dent est sérieusement attaquée, et si l'on ne peut réellement employer l'or pour obturer, boucher la dent, il faut que le dentiste choisisse avec soin la meilleure manière de reconstituer la couronne de la dent ou la partie enlevée.

Nous avons à notre disposition les plombages de MM. Asch et fils, de Londres, qui sont parfaits et qui nous rendent les plus grands services, tant par leur parfaite dureté que par le peu d'action chimique que les acides ont sur eux.

Les dents plombées deviennent quelquefois noires ou bleuâtres : cela tient uniquement à ce que les métaux employés sont impurs ou mal préparés.

Le terme *plombé* ou *plombagé* est très-impropre, car il n'entre pas un seul morceau de plomb dans nos alliages. Il était vrai à l'époque de l'invention de ce système, puisqu'on employait alors le métal Darcet, composé de plomb et de bismuth.

Donc, pour réparer convenablement une dent, il

faut employer toujours de préférence l'or, et, après, les alliages de Asch.

Ceci est dit seulement pour les dents invisibles, c'est-à-dire pour les molaires.

Pour les dents de devant, il est évident que le regard sera toujours blessé par la rencontre d'une tache jaune (or) ou blanc-gris (plombage). Il faut donc employer autre chose.

Il y a dix ans que j'ai quitté Grenoble, et j'ai passé à Paris à peu près tout ce temps. Eh bien! mon expérience personnelle et celle des dentistes avec qui j'ai travaillé, m'autorisent à affirmer que les anciens émaillages n'étaient pas sérieux, attendu qu'on était obligé de les changer tous les deux ans, tandis qu'aujourd'hui une dent reconstituée avec notre nouvel *émail* sera presque aussi solide que si elle était neuve.

Les dents de devant réclament aussi les plus grands soins, vu les importantes fonctions qu'elles remplissent dans la prononciation. Soyez certaines, Mesdames, qu'il est facile de pallier le mal et de conserver leur beauté.

Soignez vos mollaires pour la mastication et la régularité des traits (*car le manque de mollaire fait toujours rentrer les joues*), et les incisives, pour la prononciation et la beauté.

DES DENTS SENSIBLES.

Il ne faut jamais boucher une cavité, si la dent est sensible à la chaleur ou au froid ; il faut, avant tout, supprimer cette sensibilité par une opération que nous nommons *cautérisation*.

La cautérisation se faisait autrefois au moyen d'un cautère rougi au feu. Je ne crois pas qu'il y ait encore des dentistes employant ce moyen pour supprimer la pulpe, attendu qu'ils ne supprimaient jamais que la surface du nerf dentaire, à cause de la petitesse du canal qui le renferme.

Par ce système, ils amenaient souvent aussi des fluxions, de fortes inflammations, et faisaient éclater les dents faibles d'émail, par la trop brusque élévation de la chaleur qui était développée dans cette cavité. Depuis à peu près vingt ans, nous nous servons avantageusement de caustiques plus sérieux que le fer rougi, et dont l'emploi est aussi beaucoup plus facile, et pour le client et pour l'opérateur. Il faut que tous les deux aient de la patience, car, lorsque nous entreprenons de guérir une dent, nous ne savons jamais s'il ne faudra pas plusieurs pansements ; généralement deux ou trois suffisent, mais souvent dix ou quinze sont nécessaires.

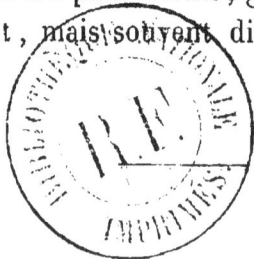

DES MALADIES DES GENCIVES.

Il arrive fréquemment que le tartre se dépose autour des dents. Faut-il le laisser ou l'enlever? Telle est la question qui nous est souvent posée. Il faut toujours l'ôter, car le tartre, sédiment calcaire de couleur jaunâtre, se déposant comme nous l'avons dit autour des dents, forme d'abord une couche très-mince ; à cette couche vient s'en ajouter une deuxième, puis une troisième, et ces couches, superposées à force de s'accumuler, finissent par souder les dents ensemble et forcent les gencives à s'en détacher. On a alors dans la bouche, au lieu de dents, de vraies touches de pianos. Si vous aviez eu soin de faire enlever le tartre à mesure qu'il se formait, vous auriez encore toutes vos dents. J'appelle donc votre plus sérieuse attention sur ce cas particulier, car le déchaussement des dents n'a pas souvent d'autre cause.

Cependant, des fièvres, des chauds et froids, peuvent amener des inflammations aux gencives. Dans ce cas, pour ramener votre bouche à son état normal, employez l'alun et une brosse à dent dure. Tous les matins et soirs, mettre une cuillerée à café d'alun en poudre dans un demi-verre d'eau, laisser fondre, tremper sa brosse dure dans cette eau, et violemment frotter les gencives jusqu'à ce qu'elles saignent. C'est un peu vif, mais une bouche en bon état ne doit pas saigner ; si elle saigne, c'est qu'elle est engorgée. Enlevez donc le trop plein de sang qui s'y trouve : une sangsue suffit quelquefois pour amener un bon résultat.

On peut aussi faire des lotions d'*eau dentifrice* pure sur les gencives, mâcher du cresson, des tranches de citron, etc.

Je conseille toujours la brosse dure, et la raison en est bien simple : lorsque vous vous servez d'une brosse douce, en blaireau par exemple, les crins se couchent sur la face des dents et ramènent dans les intervalles les muquosités qui se sont déposées dans votre bouche pendant la nuit, et vous savez, Mesdames, que c'est une cause de carie; tandis qu'avec une brosse dure les crins entrent facilement dans les intervalles des dents, les dégagent, et, s'il existe une inflammation des gencives, les font saigner et enlèvent par conséquent l'inflammation.

Pour les aphthes, il faut employer le chlorate de potasse, de 10 à 15 grammes par litre d'eau, suivant la quantité de boutons et le degré de rougeur des gencives.

Il se forme aussi des bourrelets de chair, des excroissances charnues dans et autour des racines. Le dentiste, dans presque tous les cas, cautérisera, soit au fer rougi, soit au nitrate d'argent (pierre infernale), et encore ces excroissances repoussent-elles. Il faut presque toujours, dans ce cas, un traitement suivi et sérieux pour avoir une bouche en bon état. Votre dentiste vous donnera à ce sujet d'excellents conseils.

Une inflammation de gencives amène souvent un retrait des membranes élastiques qui relient la mâchoire du bas à celle du haut. Dans ce cas, les mâchoires ne peuvent s'ouvrir, et à peine, quelquefois, si l'on peut introduire entre les dents le petit doigt. Des frictions avec la pommade belladone vous permettront de bâiller tout à votre aise.

DE L'EXTRACTION DES DENTS.

Lorsque l'on ne peut plus rien faire d'une dent, il faut l'ôter. C'est une petite opération chirurgicale qui demande beaucoup d'adresse et d'expérience.

Le dentiste doit voir, du premier coup-d'œil, si la dent est facile à extraire, si elle est adhérente, barrée, si elle craint de se casser, etc...., et, suivant les cas, faire emploi de tel ou tel instrument, proposer, selon la douleur, une des anesthésiques que nous possédons.

L'*anesthésie locale* s'obtient assez facilement avec le pulvérisateur à éther, et, si la douleur n'est pas complètement enlevée, du moins à peine si le client souffre. D'ailleurs, nous le prévenons d'avance qu'il souffrira un peu. Tandis qu'avec l'*Insensibilisateur au protoxyde d'azote*, il ne reste pas trace de douleur. L'anesthésie n'est pas locale, mais générale, et toutes les petites opérations chirurgicales qui ne demandent guère plus de deux minutes peuvent se faire avec cet appareil. L'insensibilité ne peut donc durer plus de *deux minutes*, et, au réveil, vous n'éprouvez exacte-

ment rien : ni maux de tête, ni tremblements ner-
veux ; rien en un mot. Avantage immense sur l'éther
et le chloroforme , qui sont la cause de tant d'acci-
dents. Donc, avec mon protoxyde d'azote, rien à craindre, et les opérations sont faites sans douleur. Je dis
mon protoxyde, parce qu'il n'y a en France pas plus
de vingt dentistes sachant sérieusement le préparer
et possédant les appareils perfectionnés que nous
avons.

Le choix des outils est aussi une chose sérieuse, et,
si je préconise le davier (pince) anglais, c'est qu'avec
cet instrument les fractures de l'alvéole sont plus rares.
Pourtant, la clef de Garongeot, entre des mains ha-
biles, rend d'immenses services. Que ce soit d'une
façon ou d'une autre que vous vous fassiez opérer ,
allez toujours de préférence chez un vrai praticien ,
car ce n'est pas toujours chose commode que d'extraire
une dent.

Pour conclure, choisissez un dentiste qui vous offre
toutes les garanties possibles : expérience, adresse,
honorabilité , et, lorsqu'il aura votre confiance , faites
tout ce qu'il vous dira de faire concernant les soins à
donner à votre bouche, votre santé souvent en dépend;
car, sans dents, mauvaise mastication , prononciation
difficile, mauvaise digestion, et, par suite, des gastral-
gies, des tiraillements d'estomac inévitables.

ÉVÉCHÉ
de
SAINT-CLAUDE.

—

Saint-Claude, le 10 juin 1866.

L'évêque de Saint-Claude recommande à MM. les supérieurs des séminaires du diocèse, M. STENER, comme un dentiste capable et digne de confiance.

LOUIS-ANNE,

Evêque de Saint-Claude.

Dans une autre brochure, je traiterai la question de la *pose des dents*, de leur utilité, des services qu'elles rendent, et des réparations des alvéoles et voûtes palatines.

PRODUITS DENTAIRES DE LA MAISON STENER :

EAU DENTIFRICE

SUPÉRIEURE,

POUR LES MALADIES DE LA BOUCHE,

Combat parfaitement la mauvaise odeur et donne du ton aux gencives.

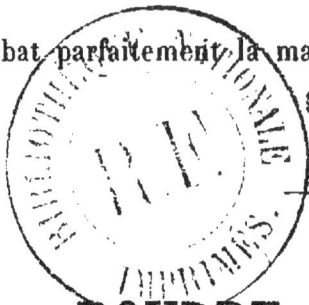

POUDRE DENTIFRICE,

Complément indispensable pour la parfaite propreté de la bouche.

OPIAT DENTAIRE

Pour les gencives molles et les grands fumeurs.

25